DE

L'HYDROTHÉRAPIE

ET DE

L'ÉTABLISSEMENT HYDROTHÉRAPIQUE

D'ENGHIEN

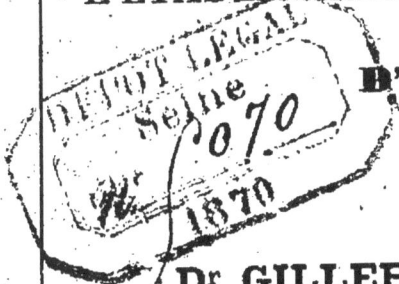

PAR LE

Dr GILLEBERT DHERCOURT

Directeur de cet Établissement
et Médecin consultant aux Eaux d'Enghien

———◦◇◦———

PARIS

IMPRIMÉ PAR CHARLES NOBLET

18, RUE SOUFFLOT, 18

1870

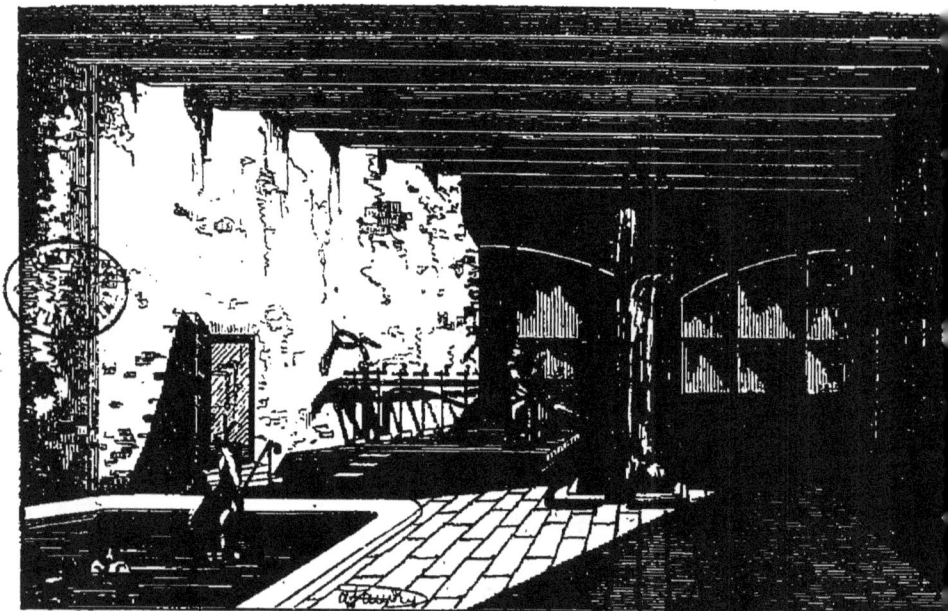

Vue de la Salle d'Hydrothérapie de l'Etablissement Thermal d'Enghien.

DE

L'HYDROTHÉRAPIE

ET DE

L'ÉTABLISSEMENT HYDROTHÉRAPIQUE

D'ENGHIEN

PAR LE

Dr GILLEBERT DHERCOURT

Directeur de cet Établissement
et Médecin consultant aux Eaux d'Enghien.

———◇◇◇———

PARIS

IMPRIMÉ PAR CHARLES NOBLET

18, RUE SOUFFLOT, 18

1870

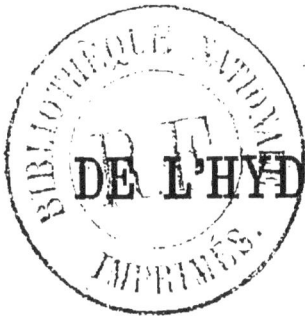

DE L'HYDROTHÉRAPIE

ET

DE L'ÉTABLISSEMENT HYDROTHÉRAPIQUE

D'ENGHIEN.

Lorsque depuis trente ans bientôt l'hydrothérapie est pratiquée en France, avec un succès toujours croissant, il pourra paraître oiseux qu'un médecin prenne la peine d'expliquer en quoi consiste le traitement hydrothérapique, et quelles sont les conditions que son emploi réclame.

Cependant rien ne vient plus à propos. On va en juger.

Depuis la vulgarisation de l'emploi médical de l'eau froide, on rencontre beaucoup de gens

qui se flattent de connaître l'hydrothérapie et
de la pratiquer soit à domicile, soit dans des
établissements de bains, où quelques appareils
hydrothérapiques ont été montés. En effet, les
uns s'ablutionnent tous les matins avec de l'eau
froide, ou se font administrer une douche
froide; les autres prennent un bain froid ou
reçoivent une douche froide après un séjour
plus ou moins prolongé dans un bain chaud;
d'autres enfin avalent chaque matin à jeun
deux ou trois verres d'eau froide, etc. Chacun,
d'ailleurs, enchanté de ce qu'il fait, vante son
procédé et le recommande à ses amis et con-
naissances. Il est si commode et si agréable de
s'ériger en docteur, et de se créer des imita-
teurs! Aussi on doit reconnaître qu'aujourd'hui,
le nombre de ces amateurs d'eau froide est
déjà très-grand.

Or, chacune de ces pratiques, adoptées à
domicile ou administrées dans certains établissements de bains, ne ressemble pas plus à
l'hydrothérapie, qu'on me pardonne cette com-
paraison, qu'un morceau de drap isolé ressemble à l'habit dans la confection duquel il doit

entrer. Tant que par la main d'un artiste habile il n'aura pas été réuni à d'autres, ce fragment ne représentera qu'une partie qui jamais ne pourra être substituée au tout. Il en est ainsi pour les pratiques en question par rapport à l'hydrothérapie. Elles ne sont que les éléments isolés des diverses médications dont l'emploi méthodique et rationnel constitue l'hydrothérapie. Si on demande à ces fervents hydropathes pourquoi ils ont adopté telle pratique de préférence à une autre, ou pourquoi ils restent tant de minutes sous la douche quand ils devraient la faire durer plus ou moins, on reçoit une réponse qui prouve que c'est la fantaisie plutôt que l'expérience qui règle leur conduite. Apprécier la valeur ou la durée d'un procédé hydrothérapique n'est pas leur affaire. Leur sentiment est qu'il sera toujours bon du moment où il leur plaît!

Eh bien! c'est là une grande erreur. Je ne saurais trop le répéter : on se trompe étrangement quand on croit connaître l'hydrothérapie par cela seul qu'on a pris ou qu'on a vu prendre, par exemple, plus ou moins de bains froids ou de douches froides, et quand, d'après cette croyance, on suppose qu'on est apte à juger, pour soi-même ou pour les autres, de l'opportunité de l'usage de l'eau froide sous une forme quelconque. Je peux affirmer que j'ai vu de ces prescriptions inopportunes, dictées par une aveugle confiance, être suivies d'accidents. J'en citerai un exemple. Un malade suivait, sous ma direction, un traitement hydrothérapique; heureux du résultat qu'il en avait obtenu, il avait conçu pour l'hydrothérapie une foi aveugle. Pendant son séjour à l'établissement il reçut un jour la visite de son fils, âgé de 13 à 14 ans. Cet enfant avait fait un long trajet sur une voiture découverte; à son arrivée à Longchêne, il se plaignait d'éprouver un certain malaise, et spécialement une sensation de froid. J'étais absent; il eût été sage d'attendre mon retour qui devait avoir lieu une ou deux heures plus tard; mais le père, impatient de soulager son fils, et convaincu qu'une immersion dans l'eau froide ferait disparaître son malaise, l'invita à se eter dans la piscine. L'enfant obéit... En ren-

trant une heure plus tard, je trouvais le pauvre
enfant au lit, en proie à une fièvre violente, —
et le père au désespoir ! ! ! Heureusement cette
imprudence n'eut pas de suites graves; j'étais
arrivé assez tôt pour dissiper le mal. Mais cet
exemple, que je choisis entre beaucoup d'autres,
suffit pour démontrer le danger qu'il peut y
avoir à user d'un moyen que l'on ne sait pas
manier; il prouve en outre que ce n'est pas
sans raison que je m'élève contre la prétention
que je signale ici.

Cependant qu'on ne suppose pas, d'après ce
qui précède, que je me propose de restreindre
l'usage de l'eau froide et d'empêcher son ex-
tension à l'hygiène privée : on commettrait en
cela une grosse erreur. Personne plus que
moi n'a désiré voir cet usage s'introduire dans
les habitudes domestiques et n'a fait plus
d'efforts pour concourir à ce résultat. Je consi-
dère en effet l'usage hygiénique de l'eau froide
comme le moyen le plus propre à fortifier les
enfants et les hommes, à les rendre capables
de résister aux vicissitudes atmosphériques et
à les mettre ainsi à l'abri d'une foule de mala-

dies aiguës ou chroniques. C'est à cette intention qu'én 1848 je demandai à M. le ministre
de l'agriculture, du commerce et des travaux
publics, qu'il veuille bien ordonner l'annexion
des appareils hydrothérapiques à chacun des
établissements de bains et de lavoirs publics
que l'on se proposait alors de construire dans
l'intérêt des classes pauvres.

Donc, si je blâme la légèreté avec laquelle
certaines personnes se livrent à des pratiques
hydrothérapiques, ce n'est pas pour empêcher
l'usage domestique de l'eau froide ; c'est au contraire pour le diriger ; c'est encore pour avertir
ces imprudents des déceptions qu'ils se prépa-
rent ou des dangers auxquels ils s'exposent.
Je n'ai pas d'autre but ; et j'espère qu'on me
saura gré des efforts que j'aurai tentés pour
l'accomplir.

Suivant ce que l'on se propose : conserver
la santé ou la restaurer quand elle a été altérée,
l'hydrothérapie peut être distinguée en hygiénique et en curative.

La première, qui est essentiellement prophy-
lactique, préventive, dont le but est simple-

ment d'entretenir l'équilibre entre les diverses
fonctions organiques, ne réclame pas de nombreuses pratiques hydrothérapiques : une seule
par jour doit suffire dans la généralité des cas ;
rien ne s'oppose à ce qu'elle soit faite à domicile, sauf les cas d'obstacles mécaniques ou
économiques. Néanmoins, comme en toute
circonstance, il est bon de choisir entre toutes
la pratique qui convient le mieux au cas particu-
lier, comme aussi il importe qu'on soit bien
fixé sur les conditions de température et de
durée de l'application réfrigérante, comme de
cette condition dépend le succès de cette dernière, il est nécessaire de prendre préalable-
ment l'avis d'un médecin. Cette nécessité devient encore plus grande dans les cas où le
sujet ne jouit que d'une santé relative ; alors,
ou il peut exister des contre-indications à l'emploi de l'eau froide, ou bien il faut adopter
certaines pratiques hydrothérapiques de préférence à d'autres. Qui indiquera alors la
direction qu'il faut suivre, si ce n'est le
médecin ? Qui dira si l'on doit s'abstenir, ou
si l'on peut se soumettre à tel ou tel procédé ?

Assurément, ce ne sera pas le principal intéressé.

Ainsi, même dans les cas les plus simples et dans son usage le plus restreint, l'hydrothérapie ne doit jamais être abandonnée au caprice de chacun, autrement on s'expose à faire fausse route.

Toutefois, lorsqu'il ne s'agit que de l'hydrothérapie hygiénique, on peut se passer de la surveillance du médecin; il suffit alors pour obtenir l'effet attendu de l'avoir consulté au début sur l'opportunité et sur le mode d'emploi de l'eau froide et de suivre ensuite exactement ses prescriptions.

Mais si cette surveillance n'est pas nécessaire dans les cas ci-dessus, elle devient indispensable quand on fait de l'hydrothérapie dans une intention curative. Comment en serait-il autrement?

L'hydrothérapie curative n'est pas bornée à l'usage méthodique et rationnel de l'eau froide; elle combine toujours celui-ci de diverses manières, soit avec la production des sueurs, soit avec les frictions, le massage, la gymnastique, le régime alimentaire, en un mot avec les prin-

cipaux modificateurs naturels de l'économie
animale. Chacun de ces agents entre ainsi pour
une certaine part dans les résultats du traitement; mais cette part peut varier suivant des
circonstances individuelles ou accidentelles. Il
s'ensuit que des changements dans la prescrip-
tion médicale sont souvent exigés soit par les
progrès mêmes de la cure, soit par la prédomi-
nance d'action de tel ou tel modificateur. Or,
si le médecin ne surveille pas chaque jour les
effets produits par l'emploi de ces agents, comment le malade, abandonné à ses seules inspi-
rations, pourra-t-il, suivant les circonstances et
les effets produits, modifier son traitement soit
en plus, soit en moins? Qui lui apprendra que
le moment est venu de suspendre tout traitement ou de changer quelque chose à celui-ci?
Qui lui indiquera sur quel point ce changement
doit être opéré? Est-il possible qu'une personne
étrangère à la médecine possède les notions
nécessaires pour se diriger elle-même ou pour
diriger les autres en pareil cas? Poser une sem-
blable question, c'est la résoudre. J'ajouterai
d'ailleurs que le cas est jugé si important par

les hommes de l'art, que tous les jours on voit
des médecins de la plus haute notoriété qui,
n'ayant pas pratiqué l'hydrothérapie, s'empres-
sent de recourir à l'expérience de leurs confrères
spécialistes pour diriger leurs malades (1). A côté
d'un pareil acte de prudence et de bonne foi,
que penser de ces donneurs de bains qui, témé-
raires comme des ignorants, douchent quand
même les pauvres patients qui leur ont donné
leur confiance !

Ce n'est pas tout encore; en raison des nombreuses conditions exigées par le traitement
hydrothérapique, par exemple, la variété et la
puissance pour les applications réfrigérantes,
et l'espace réclamé autant pour l'installation des
nombreux appareils hydrothérapiques, sudori-
fiques, gymnastiques ou autres, que par l'obli-
gation imposée aux malades de faire suivre
d'une promenade tout exercice hydriatrique, il
est impossible qu'un traitement hydrothéra-

_____

(1) Il n'est pas rare cependant qu'on mette sous nos
yeux des prescriptions que nous ne voudrions pas avoir
signées. C'est le cas de rappeler cette sentence des
anciens maîtres : *Prudenter a prudente medico ; abstine
si methodum nescis.*

pique complet soit suivi à domicile. C'est ce qui a fait dire à M. le docteur Sales-Girons, qu'on ne peut soupçonner de partialité à cet endroit, que *« l'hydrothérapie de ménage ne compense pas, ne remplace pas l'hydrothérapie des établissements spéciaux.* » Voilà pourquoi aussi, sauf quelques rares exceptions, les médecins, qui conseillent ce traitement à leurs clients, leur recommandent toujours de le suivre dans un établissement spécial.

Pour résumer ce qui précède, je dirai que, s'il est possible d'employer utilement, à domicile, certaines pratiques hydriatriques, soit comme moyens hygiéniques, soit comme adjuvants d'un traitement hydrothérapique, suivi antérieurement dans un établissement spécial, on ne saurait y faire avec succès de l'hydrothérapie curative, celle-ci réclamant des conditions qu'on ne peut réunir chez soi. J'ajoute qu'avant d'adopter l'usage hygiénique de l'eau froide, il est toujours sage de consulter un médecin sur son opportunité et sur le choix du procédé.

Maintenant à quelles maladies le traitement hydrothérapique s'applique-t-il avec le plus de

succès ? La variété et le nombre en sont grands.
Je citerai la névropathie ; l'hystérie ; l'hypochon-
drie ; les névralgies récentes ou anciennes (sciatique, tic douloureux) ; la chorée ; la chlorose ;
l'anémie ; le goître exophthalmique ; certaines
paralysies ; la dyspepsie ; la gastralgie ; la constipation ; les engorgements du foie et de la rate ;
les affections rhumatismales et catarrhales ; la
goutte ; les tumeurs blanches ; les maladies des
femmes ; la spermatorrhée ; les affections scrofuleuses ; les fièvres intermittentes ; les longues
convalescences, la débilité congéniale ou
acquise, etc.

En ne considérant que la diversité des maladies désignées ci-dessus, quelques personnes,
n'ayant qu'une connaissance imparfaite de
l'hydrothérapie, demanderont peut-être comment ce traitement peut guérir des maux si
différents les uns des autres, et supposeront que
j'ai trop étendu les limites de son efficacité. Il
m'est facile de répondre à une pareille suppo-
sition et de dissiper l'influence qu'elle pourrait
avoir sur quelques esprits timorés ou irrésolus.

En effet, si l'hydrothérapie exerce sa vertu

curative sur tant de maladies, c'est grâce à trois conditions qui lui sont particulières.

Premièrement, elle n'a pas d'action spéciale ; ses effets ne peuvent être limités à un seul organe ni à une seule fonction ; ils se produisent tout d'abord et à la fois sur les fonctions les plus générales et les plus importantes de l'organisme ; par celles-ci ils agissent médiatement sur les autres. En cela ils diffèrent des effets des eaux minérales qui ont une spécialité d'action sur tel ou tel système, et qui, par conséquent, ne peuvent être administrées dans tous les cas où cette spécialité d'action est contre-indiquée. Par exemple, la médication par les eaux alcalines dans un certain nombre de maladies ne peut remplacer la médication par les eaux sulfureuses ou par les eaux iodurées, *et vice versâ*. Or, en ce qui concerne l'hydrothérapie, cette restriction n'existe pas à ce point de vue.

Secondement, les applications réfrigérantes peuvent, selon le procédé employé, produire deux effets opposés, la sédation ou l'excitation. Or, l'un ou l'autre de ces effets constitue très-souvent la seule médication applicable ; quelquefois il peut devenir l'adjuvant le plus efficace d'une médication spéciale.

Troisièmement, consistant dans l'emploi méthodique de tous les modificateurs naturels de nos organes, l'hydrothérapie curative, telle qu'elle se pratique dans les établissements spéciaux, agit en régularisant et en équilibrant toutes nos fonctions. C'est pourquoi elle représente la thérapeutique fonctionnelle (traitement des maladies par l'exercice des fonctions) la plus étendue et la plus rationnelle qu'on puisse rencontrer.

Il résulte donc, des trois conditions que je viens d'énoncer, que le nombre des contre-indications à l'emploi de l'hydrothérapie est relativement très-limité, tandis que celui des cas où ce traitement est indiqué est très-étendu.

Cela explique la généralisation du traitement hydrothérapique et le nombre de ses succès dans des maladies si diverses.

Pour en produire ici la justification, je vais citer très-sommairement, afin de ne pas étendre outre mesure le cadre de cet opuscule, des cas

de guérisons de diverses maladies que j'ai
obtenues par l'hydrothérapie.

NÉVROPATHIE.

Impressionnabilité extrème de la sensibilité
soit générale, soit spéciale, ayant eu pour cause
première un prolapsus utérin. Sensations bi-
zarres et extrèmement douloureuses déterminées
par les impressions les plus faibles. Le mouvement, la marche et la station verticale ne
peuvent avoir lieu sans développer de vives
douleurs viscérales. Phonation à peine percep-
tible et tellement pénible que la malade s'ab-
stient de parler. Impossibilité de supporter la
lumière et le bruit quelque faibles qu'ils soient.
Depuis dix ans, la malade, qui a tout essayé et
qui a consulté inutilement toutes les grandes
notabilités médicales, vit confinée dans un
appartement tout à fait obscur et éloigné de
tout bruit. Cette malade m'a été adressée par
le docteur *Richard*, ancien chirurgien en chef
de la Charité de Lyon. Guérison complète

après quatre mois de traite ment hydrothérapique.

HYSTÉRIE.

Jeune fille de Roanne atteinte d'accès hystériques, à la suite desquels elle fut prise d'une dysphagie convulsive telle qu'elle ne pouvait rien avaler, pas même sa salive, qu'elle rejetait au moyen d'un ptyalisme continuel et qu'elle recueillait en passant à tout instant un de ses doigts sur l'extrémité de sa langue. Lorsqu'elle me fut confiée par MM. les docteurs Tallichet et Thiodet, de Roanne, il y avait 18 jours que la malade n'avait ni bu ni mangé. Sa maigreur était extrême.

Guérison après trois semaines de traitement hydrothérapique.

HYPOCHONDRIE. — FORME MÉLANCHOLIQUE.

Pendant le cours d'une dyspepsie flatulente, madame R., de Lyon, éprouve la crainte de ne pas guérir et tombe dans une tristesse profonde ; elle repousse le travail ; elle s'ennuie et elle se dégoûte de tout ce qui l'entoure, de son logement, de son ménage, etc. ; elle se plaint sans cesse et elle verse continuellement des pleurs.

Guérison après trois mois de traitement.

HYPOCHONDRIE.

M. L., de Toul, adressé par le Dr Morel ; ce malade est poursuivi par la crainte d'une maladie du cœur ou d'une attaque d'apoplexie, c'est-à-dire d'une maladie capable de l'enlever si rapidement qu'il n'aurait pas le temps de remplir ses devoirs religieux. En conséquence, il ne voulait pas sortir de chez lui, dans la pensée que, surpris par une attaque d'apoplexie ou par la rupture d'un anévrisme, *qu'il n'avait pas*, il pourrait succomber faute de secours. D'un autre côté, il n'osait pas prendre des remèdes, craignant que ceux-ci ne lui réussissent pas et qu'ils n'aggravent sa situation.

Guérison après neuf semaines de traitement hydrothérapique.

NÉVRALGIE FACIALE. — TIC DOULOUREUX.

Mademoiselle de P., adressée par le Dr Polinière, de Lyon, souffrait depuis sept mois d'une névralgie faciale dont les accès revenaient tous les soirs avec une violence extrême. La malade ne pouvait dormir que dans un fauteuil, ou, si elle se plaçait sur un lit, elle était forcée de laisser pendre ses jambes au-dehors. — Après avoir essayé en vain de nombreux traitements, elle eut recours à l'hydrothérapie, qui la guérit en un mois.

NÉVRALGIE SCIATIQUE.

M. D., de Vic, adressé par le Dr Simonin, de Nancy. Maladie contractée à la suite d'un refroidissement pendant une nuit passée dans un moulin. Douleurs vibrantes occupant tout le trajet du nerf sciatique gauche et n'ayant que de très-courtes rémissions et datant de cinq mois.

Guérison complète dans l'espace d'un mois.

CHORÉE.

Mademoiselle D., de Saint-Etienne, adressée par le Dr Colrat, de Lyon, chorée affectant tous les muscles du corps, gênant la déglutition, empêchant la parole et la marche ; la jeune malade est forcée par cette raison de garder le lit. Traitée longtemps sans succès à domicile.

Guérison par l'hydrothérapie en quarante-deux jours.

CHLOROSE.

Mademoiselle M., de Grenoble, 24 ans. — Pâleur chlorotique; menstruation irrégulière; essoufflements, palpitations, inappétence, digestions lentes; constipation, céphalalgie règles très-abondantes; œdème fréquent des extrémités inférieures; rien au cœur.

Guérison par le traitement hydrothérapique en six semaines.

ANÉMIE.

Mademoiselle L., adressée par le Dr Bourland-Lusterbourg, de Lyon. — Teinte blafarde de la peau, bruit de souffle dans les gros vaisseaux ; céphalalgie, défaut d'appétit, langueur, affaiblissement général, vertige, bourdonnements, hallucinations de l'ouïe et de la vue. Elle entend les cris des moribonds et elle voit autour d'elle le sol jonché de cadavres.

Guérison par le traitement hydrothérapique en deux mois.

GOITRE EXOPHTHALMIQUE.

Madame B., du département de la Drôme. — Cette malade m'avait été adressée par le professeur Trousseau. Sa cure est signalée dans la clinique de ce regrettable maître. Après sept rechutes qui avaient laissé entre elles chaque fois un intervalle d'environ six à sept mois, la malade a été complétement guérie par l'hydrothérapie. Depuis cinq ans, elle se porte à merveille, et ne se ressent plus de son ancienne maladie.

PARALYSIES.

Arm., sous-officier dans un régiment de cuirassiers, à la suite d'un coup de sang, est frappé de paralysie du nerf facial droit. Ce malade avait subi sans succès divers traitements. soit à l'hôpital militaire de Lyon, soit dans différentes stations d'eaux minérales. — Il me fut adressé par M. le docteur Brée. Il fut guéri par l'hydrothérapie dans l'espace d'un mois.

Madame Ch., des Fonds de Blacé, —adressée par le docteur Jacquet. A l'époque de son retour d'âge, cette malade éprouva divers accidents et, entre autres, des métrorrhagies trèsabondantes, à la suite desquelles elle fut frappée de paralysie : abolition complète et générale de la contractilité musculaire et de la sensibilité tactile. — La malade ne pouvait faire aucun mouvement ; elle passait son temps dans son lit ou sur un voltaire ; on était obligé de la faire|manger.

Trois mois de traitement hydrothérapique l'ont complétement guérie.

GASTRALGIE.

M. X., de Nancy. — Depuis trois ans digestions extrêmement pénibles, accompagnées de douleurs très-vives dans l'estomac et dans le ventre ; impossibilité de faire le moindre mouvement après le repas, autrement les douleurs s'accroissent et deviennent intolérables. Pour éviter cela, le malade a pris le parti de se coucher à la fin de son repas, mais comme il était forcé de garder le repos dans la position horizontale pendant six heures après chaque repas, il ne fit plus qu'un seul repas par jour, le soir. Avec ces précautions la digestion s'opérait chez lui sans trop de souffrance et il conservait un certain embonpoint. Cela durait depuis près de trois ans, quand le malade vint suivre un traitement hydrothérapique sous ma direction. Sa guérison fut complète au bout de deux mois.

DYSPEPSIE.

M. G., des environs de Bourges, adressé par le Dr Bouchacourt, de Lyon. — Depuis deux ans maux d'estomac, digestions très-pénibles, constipation extrême; le malade ne peut manger que des œufs frais et du chocolat; néanmoins il souffre beaucoup après avoir mangé; il est extrèmement maigre, pâle, et ne peut faire le moindre exercice; sommeil presque nul.

Son traitement hydrothérapique n'a duré que 27 jours, du 3 août au 1er septembre; néanmoins le malade a guéri complétement, et, dans l'hiver qui a suivi, il a gagné en poids 8 kilog.

ENGORGEMENT DU FOIE.

Madame D., adressée par le Dr Girin, de Lyon. — Volume considérable du foie, douleur à l'épigastre et dans le côté droit, sentiment de pesanteur dans cette partie, ictère, vomissements, constipation, urines très-colorées, jambes enflées, pas de fièvre ; pouls 72 à 74.

Guérison en trois semaines par le traitement hydrothérapique.

RHUMATISME CHRONIQUE.

M. C., adressé par MM. les Drs Bonnet et Diday, est atteint depuis 16 ans d'une affection rhumatismale, qui a successivement siégé sur différentes parties du corps. Au moment.où le malade vient se soumettre à mes soins, il ne marche qu'avec la plus grande peine, et en s'appuyant sur deux bâtons. Les pieds et les genoux sont enflés et douloureux. Dans le cours de cette longue période d'années, le malade a suivi divers traitements par les eaux minérales, notamment par celles de Lamotte, mais sans autre avantage qu'un soulagement momentané.

Ce malade n'est resté à l'établissement que du 3 juin au 28 juillet suivant; il en est parti sans la moindre enflure aux genoux comme aux chevilles. Il marchait sans peine et sans douleur, avec une seule canne. Il a continué à faire chez lui quelques exercices hydrothérapiques. Le résultat du traitement a été tel que, le 30 décembre suivant, il m'écrivait ceci : « Dans l'excès de ma reconnaissance, cher docteur, si vous étiez auprès de moi, je vous demanderais la permission de vous embrasser. Je suis dans un état normal, je me porte à ravir. Je ne porte plus de flanelle et ne crains plus le froid aux pieds comme par le passé. Je suis insensible aux variations de la température, et les gelées blanches n'ont plus d'action sur moi. Mon système nerveux est refondu et mon corps s'est endurci. »

Ce malade est cité dans le *Traité de thérapeutique des maladies articulaires* du docteur Bonnet, de Lyon.

HYDARTHROSE DES GENOUX.

M. de C., officier de cavalerie, adressé par le Dr Belloc, eut, à la suite d'un refroidissement, une enflure avec épanchement considérable dans les deux genoux ; la marche était devenue extrêmement difficile; le malaae était forcé de garder la chambre depuis plusieurs mois.

Un traitement hydrothérapique de 30 jours dissipa complétement l'épanchement, et le malade put reprendre son service.

GOUTTE.

M. le Dr P. — Goutte héréditaire, déformation des doigts des deux mains et des pieds. Dépôts tophacés autour des petites articulations. Marche souvent impossible, toujours extrêmement difficile. Digestions souvent troublées.

Un traitement hydrothérapique, d'une durée de deux mois pendant trois saisons, a éloigné considérablement les accès de goutte, les a très-notablement affaiblis et a rendu plus faciles la marche et l'usage des mains.

MALADIES DES FEMMES.

Engorgement et prolapsus utérins, ulcérations du col, anémie; névralgies faciale et lombaire; marche impossible; trouble de toutes les fonctions.

Madame D'., de Lyon, adressée par le D' Gi-
gnoux, a été guérie complétement de cette maladie si complexe par un traitement hydrothérapique qui a duré trois mois pendant deux
saisons consécutives.

AFFECTIONS SCROFULEUSES.

Mademoiselle P. est atteinte de coryza continuel, d'ulcération des narines et de la lèvre
supérieure, d'engorgement considérable des
glandes cervicales et de tumeurs blanches
affectant la deuxième articulation du doigt
médius de chaque main. Peau blafarde, appétit nul.

Guérison après trois mois de traitement
hydrothérapique; un second traitement de
trois mois, suivi durant la saison suivante, a
complétement transformé le tempérament
lymphatique de mademoiselle P. en tempérament sanguin.

FIÈVRE INTERMITTENTE, REBELLE ET INVÉTÉRÉE.

L., manœuvre chez M. le baron de L., à Sury

(Loire), a rapporté de son séjour en Afrique
une fièvre intermittente dont il ne peut se dé-
barrasser depuis deux ans, et qui a déterminé
chez lui un engorgement splénique considérable et tous les caractères de la cachexie palu-
déenne. A la recommandation de son maître,
cet homme est reçu à l'établissement et un
traitement hydrothérapique de six semaines le
débarrasse complétement de sa fièvre et de ses
suites.

CONVALESCENCE DE FIÈVRE TYPHOÏDE.

Madame P., de Saint-Georges, adressée par
le Dr Bouchacourt, de Lyon, à la suite d'une
fièvre typhoïde de forme ataxique, est restée
dans un état d'hébétude, d'affaiblissement de
l'intelligence, qui lui a ôté toute initiative et
qui la rend timide à l'excès. Cette malade est
à peine capable de parler, elle fuit le monde
et passe ses journées assise sur une chaise dans
un coin de l'appartement; elle a en outre de
fréquents accès d'hystérie.

Deux mois de traitement hydrothérapique

ont rendu l'intelligence et la santé à cette intéressante malade.

DÉBILITÉ CONGÉNITALE.

Le jeune G., adressé par le Dʳ Chassagny, de Lyon, d'un tempérament lymphatique, a toujours été faible et délicat; il tousse presque continuellement, ou il est affecté de coryza ou de mal de gorge; quoiqu'aimant beaucoup le jeu, il est forcé de rester sédentaire, parce que l'exercice le fatigue et lui donne la fièvre; il est pâle, et son système musculaire est peu développé.

Un premier traitement hydrothérapique de deux mois, un autre d'un mois à la saison suivante, et quelques pratiques hydrothérapiques à domicile, ont transformé le tempérament de cet enfant et l'ont étonnamment fortifié.

Je termine ici cette énumération des exemples de guérisons obtenues par le traitement hydrothérapique. J'aurais pu l'étendre davantage; mais cela m'aurait forcé à entrer dans des détails que ne comporte pas le cadre d'un prospectus. D'ailleurs la petite collection que j'ai mise sous les yeux du lecteur suffira amplement pour lui donner une idée des vertus curatives que renferment les diverses médications hydrothérapiques.

J'ajouterai cependant, avant de passer à un autre sujet, qu'en 1844, le docteur Gibert disait, dans son rapport à l'Académie de médecine, que l'hydrothérapie lui paraissait la médication la plus propre à compléter les cures entreprises par les traitements ordinaires; et que, pour mon compte, dans plusieurs publications, dont la dernière date de 1852, j'ai prouvé que l'hydrothérapie préparait l'organisme malade à subir avantageusement l'action des médicaments, et même les grandes opérations chirurgicales en combattant certaines diathèses; enfin que certains spécifiques, comme le sulfate de quinine et l'iodure de potassium, d'abord administrés en vain à certains malades avaient ensuite produit d'heureux effets lorsque leur emploi avait été repris après un traitement hydrothérapique.

Parlons maintenant de l'établissement hydrothérapique d'Enghien.

L'administration des thermes d'Enghien ne
s'est pas bornée à monter quelques appareils
hydrothérapiques, comme cela a été fait dans
d'autres stations d'eaux minérales; elle a ins-
tallé près de ses thermes un établissement hydrothérapique complet, où il est possible d'user,
suivant les indications, de l'eau commune ou
de l'eau sulfureuse.

Quoi! dira-t-on : autel contre autel! Mais,
en s'appliquant ainsi à étendre le cercle de son
action en dehors des moyens qu'elle possède
et dont la bonne réputation est faite depuis
longtemps, l'administration ne s'expose-t-elle
pas à discréditer ceux-ci?

Elle n'a pas ce souci et c'est avec raison;
car ses deux institutions sont faites pour se
prêter un mutuel concours; elles se complètent
l'une par l'autre. En effet, certaines maladies,
qui ne sont pas justiciables des eaux sulfureuses, sont guérissables par l'hydrothérapie, et

d'autres trouveront dans cette dernière le complément d'un traitement que les eaux minérales auront été impuissantes à mener à bonne fin. D'un autre côté, les eaux sulfureuses rempliront à l'égard de l'hydrothérapie le rôle que celle-ci aura joué vis à vis d'elles dans d'autres circonstances. Il y aura donc assistance réciproque. Sans compter que, dans des cas déterminés, une combinaison méthodique des deux traitements ne pourra que tourner au profit des malades. Or, le soulagement le plus complet des malades n'est-il pas le but vers lequel tendent toutes les institutions sanitaires? Ce sont les considérations qui précèdent, réunies à la certitude de créer un double établissement peut-être impossible à exécuter ailleurs, qui ont déterminé l'administration des Thermes d'Enghien à faire ce qu'elle a fait. En agissant ainsi, elle s'est acquis des droits incontestables à la reconnaissance des malades et des médecins.

Que certains établissements thermaux, situés loin des grands centres de population, au milieu des montagnes, dans des lieux peu accessibles, se restreignent à la spécialité de leurs eaux, je trouve qu'ils agissent sagement. Mais je n'en dirais pas autant, et je crois que tous les hommes d'affaires seront de mon avis, à propos des établissements qui, comme celui d'Enghien, seraient placés aux portes d'une ville qui renferme deux millions d'habitants. Qu'on songe à tous les besoins d'une population si nombreuse, population dont le nombre s'accroît encore de celui de tous les malades de la province qui sont attirés par la juste renommée des médecins de la capitale! Que de ressources thérapeutiques ne faut-il pas pour les satisfaire! Or serait-il sage, je dis plus, serait-il humain de restreindre son cercle d'action quand on peut faire autrement?

Si j'envisage la question à un autre point de vue, celui du rendement, je dis que l'intérêt bien entendu de l'exploitation conduit naturellement l'administration à multiplier ses moyens de traitement. Car, plus elle sera riche sous ce rapport, plus elle attirera de malades chez elle, et alors plus elle donnera de gros dividendes à ses actionnaires. Cela me paraît si évident que je voudrais, dans l'intérêt de tous, la voir s'avancer de plus en plus dans cette voie.

J'entends tous les jours les médecins de Paris regretter la destruction de certains établissements, par exemple, de celui de Tivoli qui leur offrait des ressources thérapeutiques aussi nombreuses que variées. Eh bien! si on faisait à Enghien un vaste établissement médical, pourvu de tous les moyens balnéaires que la thérapeutique réclame, sans aucun doute on remplirait le vœu de tout le corps médical de Paris. Quant aux malades, ils trouveraient à cela l'avantage de suivre leur traitement *à la campagne, au milieu du bon air,* sans s'éloigner des médecins de leur choix ; car la facilité et la rapidité des communications avec Paris leur permettraient d'aller les consulter ou de les appeler près d'eux si le besoin l'exigeait.

Enfin les moyens de distractions, si nécessaires aux malades, mais si onéreux pour les administrations, déjà créés pour le premier établissement, serviraient pour les autres; et

ainsi les frais de leur installation ne seraient
plus supportés par un seul; tous les autres con-
tribueraient à les couvrir en attirant un plus
grand nombre d'étrangers malades. Combien
d'administrations ont reculé devant ces dépen-
ses par la raison que le nombre des baigneurs
qui fréquentent leur station n'était pas assez
grand pour les compenser! combien d'établissements hydrothérapiques sont dans ce cas!
Par conséquent, combien de ces établissements
gagneraient à être annexés, comme celui d'Enghien, à une station d'eaux minérales amplement pourvue de moyens de distractions!

Mais à propos d'Enghien, on m'opposera
peut-être une question de climat; on me dira
peut-être que l'air d'Enghien est humide et
froid. C'est du moins le bruit que certaines
gens, peut-être intéressés, font courir ou répè-
tent sur ce pays. Eh bien! je le déclare très-
carrément et très-pertinemment, il ne mérite
pas plus cette réputation qu'il mérite qu'on
dise qu'il est situé dans la vallée de Montmorency.

En effet, qu'est-ce qu'une vallée? C'est un

espace de terre situé *entre deux montagnes* :
e'est, à cause de cette situation même,
une localité généralement réputée froide et
humide.

Or, je vois bien, au nord d'Enghien, à une
distance qui varie entre trois et cinq kilomètres, quelques renflements de terre auxquels
personne ne songera à donner le nom de montagnes; car ce sont de modestes collines dont
l'altitude est à peu près égale à celle de la
butte Montmartre (1), mais, quelle que soit leur
hauteur, je n'en aperçois même pas de sem-
blables du côté du sud... Aussi je cherche en
vain une vallée; je ne trouve qu'une plaine
légèrement ondulée, complétement ouverte au
sud, mais bornée au nord, dans une faible
étendue et avec plusieurs solutions de conti-
nuité, par les coteaux dont je viens de parler.
La situation et la direction (du nord-est au
nord-ouest) de ceux-ci par rapport à Enghien,

(1) L'altitude d'Enghien étant de 44 mètres, celle de
Montmorency de 131 mètres, la différence entre les deux
altitudes, 97 mètres, représente la hauteur de la colline
la plus voisine d'Enghien. Quelle montagne!

pas plus que leur faible altitude, ne sont capables d'arrêter les rayons du soleil et d'empêcher que le pays ne soit uniformément éclairé du matin au soir.

De cette condition topographique, il résulte qu'Enghien n'est pas situé dans une vallée, et qu'on n'y peut éprouver ces brusques changements de température, ni ces forts courants d'air qui, dans les vallées profondes ou dans les pays très-accidentés, sont la conséquence de l'insolation inégale et imparfaite du sol; au contraire, on y observe une certaine régularité dans la température et dans l'état hygrométrique de l'air; en effet, je me suis assuré déjà par quelques observations qu'à Enghien ces deux conditions météorologiques marchent presque toujours parallèlement avec le soleil. Il ne peut donc pas y faire plus froid que dans les autres lieux appartenant à la même latitude et offrant les mêmes dispositions hypsométriques.

Mais le lac, dira-t-on encore, n'est-il pas une cause incessante de production d'humidité ? Quand, vers la fin du jour, on est monté sur ᴛe coteau de Montmorency, par exemple, ne voit-on pas quelquefois la plaine couverte de vapeurs?

Je répondrai à cela que la surface du lac n'est pas assez considérable pour exercer une influence notable sur l'état hygrométrique du pays; que les vapeurs, qui, *quelquefois* à la fin du jour, couvrent la plaine, ont une autre origine que celle que l'on suppose; qu'elles ne se bornent pas à la contrée où est situé Enghien et qu'elles s'étendent même au-dessus des coteaux voisins; ce que l'on pourrait aisément constater si l'on s'élevait au-dessus d'eux. En effet, ce phénomène a pour cause l'abaissement de la température de l'air, après le coucher du soleil. L'air froid, devenu plus dense, descend à la surface de la terre et entraîne avec lui la vapeur d'eau condensée par le fait du refroidissement. Il est vrai que la quantité de vapeur condensée peut s'accroître au-dessus du lac, par la rencontre des vapeurs qui s'élèvent de la surface des eaux, et que sur ce point il peut se produire une brume plus épaisse, mais cela n'aura qu'une durée éphémère;

bientôt la brume se dissipera par la production
de la rosée ; le ciel se dégagera et les étoiles
brilleront. Notons d'ailleurs que la formation
des vapeurs n'est pas fréquente à Enghien ; ce
qui est conforme à la nature de son sol et à son
état hypsométrique. L'observation a démontré,
en effét, que les brouillards sont beaucoup
moins fréquents dans les plaines largement
ouvertes, dont le sol est perméable et légèrement incliné, que dans les vallées.

Or, Enghien n'est pas dans une vallée, et son
sol, élevé de 16 mètres au-dessus de la surface
des eaux de la Seine à Paris, l'est peut-être de
19 à 20 mètres au-dessus du point où, entre
Epinay et Saint-Denis, l'écoulement de ses eaux
va se jeter dans la Seine, après un parcours de
quelques kilomètres seulement. Cette pente
rapide, jointe à la perméabilité des terrains,
fait que le sol d'Enghien n'est pas humide, et
que par conséquent il ne peut contribuer à la
formation des brouillards. On peut aisément
vérifier son degré de sécheresse en examinant
les terrains qui sont situés au-dessous du lac,
dans l'ancien parc de l'établissement. La nature

de leur végétation prouve péremptoirement qu'ils sont exempts d'humidité, à plus forte raison il en est de même pour ceux qui sont plus élevés.

En ce qui regarde le produit de l'évaporation fourni par les eaux du lac, et son influence sur a salubrité du pays, je rappellerai qu'un grand nombre de maisons sont situées sur les bords de l'eau, à Paris, à Lyon, à Genève, à Rouen, au Havre, etc., etc., où ce produit est beaucoup plus considérable qu'ici, et où il est souvent retenu dans l'étroit espace compris entre des quais, et que cependant ces habitations sont très-recherchées et qu'on ne s'y porte pas plus mal qu'ailleurs. A Enghien au contraire, le lit du lac n'est pas resserré par une enceinte de hautes constructions, les maisons qui le bordent sont peu élevées et sont très-distantes les unes des autres, le produit de l'évaporation des eaux n'est donc retenu par aucun obstacle ; il peut se répandre au loin en toute liberté ; par conséquent, son influence sur l'état hygrométrique de notre petite cité est à peu près nulle. J'ajouterai, comme preuve irré-

cusable de la salubrité des cottages des bords du
lac, que leurs propriétaires les possèdent depuis
un certain nombre d'années, qu'ils les habitent
tous les ans, et que nul d'entre eux ne songe à
s'en défaire, du moins pour raison d'insalubrité.

Autrefois, il est vrai, ce lac a été une cause
non contestable d'insalubrité pour le pays ; mais
depuis que son lit a été restreint, que ses bords
ont été encaissés et qu'un courant suffisant et
régulier renouvelle constamment ses eaux, on
a vu disparaître complétement les fièvres intermittentes qui alors régnaient fréquemment
dans cette contrée.

Ainsi donc on n'a pas plus à craindre le froid
et l'humidité à Enghien, que dans beaucoup
d'autres lieux réputés très-sains.

La question d'humidité et de basse température étant réduite à ses véritables pro-
portions, il ne me reste que du bien à dire sur
les autres qualités de l'air d'Enghien. En effet,
il est incessamment revivifié par une végétation
luxuriante, répandue sur tout le territoire de
la commune et des environs ; il renferme une
proportion assez notable d'ozone, et sa pureté

n'est altérée par aucune industrie malsaine.
Quoi qu'on en dise ou qu'on en pense, je crois
donc pouvoir déclarer qu'Enghien est un pays
très-sain. On y compte, en effet, beaucoup de
vieillards, et je pourrais citer d'anciens em-
ployés de l'établissement qui ont demeuré pendant trente ans dans une petite maisonnette
auprès et au-dessous du lac, et qui ont toujours
joui d'une excellente santé. Je puis d'ailleurs
offrir de la salubrité d'Enghien une preuve qui
m'est personnelle. Quand je me suis déterminé
à y résider constamment, j'avais passé sept
hivers consécutifs dans le Midi, soit à Alger,
soit dans les Alpes-Maritimes ; durant tout ce
temps, je n'avais vu ni neige ni gelée; pour
hivers je n'avais eu qu'une série de beaux
printemps. Eh bien ! j'ai cessé brusquement
et sans ménagement d'habiter le Midi, et mon
premier hiver passé à Enghien est celui qui
vient de s'écouler (1869-1870); sous tous les
rapports il a été rigoureux ; personne ne le
niera. Si l'insalubrité du pays eût été telle
que beaucoup de gens semblent le supposer,
je n'aurais pas manqué d'y être repris alors

des affections catarrhales et rhumatismales
dont j'avais été cherché le soulagement sous le
ciel du Midi.

Or, je n'ai absolument rien éprouvé de sem-
blable à Enghien. Ma santé n'y a pas subi le
plus petit échec; pas le plus petit rhume, pas le
moindre mal de gorge. Et cependant je devais
bien présenter le flanc à l'ennemi.

Qu'on cesse donc de répéter une banalité
sans fondement, et qu'avant de porter un ju-
gement on veuille bien faire un examen préa-
lable.

Au reste, un fait dont j'ai été témoin pourrait
bien avoir été la cause ou l'occasion du bruit
calomnieux que quelques personnes ont fait
courir sur Enghien.

La plus grande partie de ses maisons sont
inhabitées et fermées pendant l'hiver; en général leur construction est légère et composée
de matériaux assez bons conducteurs du calo-
rique. Il s'ensuit que, pendant l'hiver, les
murailles sont très-froides, surtout celles qui
sont exposées au nord. — Aussi quand les vents
humides soufflent et pénètrent dans les appar-

tements, la vapeur d'eau qu'ils contiennent, se trouvant en contact avec des parois dont la température est très-basse, se condense et, se déposant sur elles, elle altère leurs tentures. On dit alors vulgairement *que les murs ressuent;* car on suppose que cette eau qui ruisselle à leur surface vient de leur intérieur. La conséquence qu'on en tire naturellement est que les maisons sont humides, que le pays est humide, etc., etc. C'est le cas de dire qu'on ne voit en cette circonstance que la surface des choses.

Cependant, si, lorsqu'on observe cette condensation de vapeur dans une maison close, on en examinait en même temps d'autres qui sont habitées et chauffées, on verrait que celles-ci sont exemptes des mêmes phénomènes; alors on comprendrait que la cause de ceux-ci est accidentelle, qu'elle réside dans des habitudes locales auxquelles il est facile de porter remède, et l'on cesserait d'en faire peser la responsabilité sur l'air du pays.

En fait d'appareils l'établissement hydrothérapique d'Enghien possède tout ce que l'art et la science ont créé de plus confortable et de plus complet. Je citerai, par exemple : de vastes et élégantes piscines ; des douches mobiles à diamètres variables et à jets uniques ou multiples ; des douches fixes, verticales, obliques, ou horizontales, à diamètres également différents, par exemple : la douche en cercles ; la douche en lame ; la douche en flots ; la douche du rachis ; les douches ascendantes à destination spéciale, etc. ; enfin, de nombreux appareils fixes et portatifs pour les divers bains partiels et pour les lotions alternativement chaudes et froides.

On y trouve encore des cabinets et des appa-reils spéciaux pour les sudations soit par l'en-veloppement, soit par l'étuve sèche, soit par l'étuve humide ; des bains russes, etc.

D'élégants vestiaires sont contigus aux salles et aux cabinets de traitement.

Cet établissement est le seul en France, et peut-être en Europe, où le médecin puisse à son gré et suivant les indications qu'il ren-contre faire de l'hydrothérapie à l'eau commune ou à l'eau sulfureuse. Il est très-abondamment pourvu de l'une et de l'autre espèce d'eau, qui lui sont fournies par des puits artésiens et par des sources dont la température est de 10° et qui, *froides ou chaudes*, sont distribuées dans les diverses parties de l'établissement au moyen de deux machines à vapeur; d'où il résulte que tous les appareils peuvent débiter à volonté l'eau commune ou l'eau minérale froide ou chaude, ce qui constitue un avantage extrêmement grand pour les divers besoins du traitement.

En outre, les malades qui suivent la cure hydrothérapique trouveront dans l'intérieur du parc une eau potable d'excellente qualité aux sources du Rocher et de l'Enfant.

L'établissement est situé au milieu d'un parc ombragé et agréablement dessiné; néanmoins quand le mauvais temps ne permet pas aux malades de faire de l'exercice au dehors, ils peuvent se retirer dans un vaste promenoir couvert, un véritable jardin d'hiver, qui leur tiendra lieu de champ de récréation ou de salon de lecture. Pendant l'hiver et toutes les fois que le besoin l'exige dans les autres saisons, ce grand promenoir intérieur, les vestiaires, les salles et les cabinets de traitement sont chauffés au moyen de calorifères.

A deux pas de l'établissement, de l'autre côté de la rue, ou sur les bords du lac, est le *Jardin des Roses*, Eden parfumé, où, à côté de toutes les beautés de la nature, les promeneurs rencontrent les séductions de l'art lyrique : les concerts et le théâtre.

Veut-on monter à cheval ou faire de la gymnastique, le manége Duphot et le gymnase Guimard sont à la disposition des amateurs.

Parlerai-je maintenant des courses champêtres, des promenades en bateau, de la pêche et, en un mot, de tous les agréments qu'Enghien et ses environs offrent aux malades et aux touristes? A quoi bon? Tout le monde connaît ce fortuné pays, cet enfant gâté de l'art et de la nature; il n'est personne qui, une fois au moins dans sa vie, n'ait visité Enghien, Montmorency, Soisy, Saint-Gratien, Épinay, etc. Qu'il me suffise donc de rappeler que l'établissement hydrothérapique, confié à ma direction, est placé au centre de cette ravissante contrée, et j'aurai ainsi complété l'énumération de tous les motifs d'attraction que cette utile institution offre aux malades en nombre à peu près exceptionnel.

RENSEIGNEMENTS UTILES

—

LOGEMENT ET PENSION.

Dans un voisinage très-rapproché de l'établissement, on trouve des villas, des hôtels, des appartements et des chambres meublées extrêmement confortables; des pensions bourgeoises et des restaurants de premier ordre, où l'on peut se loger et se nourrir à des prix modérés.

———

ÉGLISE CATHOLIQUE, TEMPLE PROTESTANT

—

LIBRAIRIE ET BUREAU DE RENSEIGNEMENTS

GRANDE RUE, 57.

On y trouve les renseignements les plus complets sur la location des Appartements, Maisons et Villas.

———

SERVICE TÉLÉGRAPHIQUE.

Dépêches pour toutes directions.

———

SERVICE DES POSTES.

Heures des levées de la boîte : 9 h. du mat; 12 h. 30; 4 h. 30; 8 h. 30 du soir.

Heures des distributions : 9 h., 11 h. 30 du mat.; 3 h. 30; 7 h. 30 du soir.

GYMNASE MÉDICAL ET ORTHOPÉDIQUE

DIRIGÉ PAR M. GUIMARD,

Auteur d'une nouvelle méthode de gymnastique basée sur les principes anatomiques et physiologiques;
Fondateur du Gymnase médical et orthopédique de Lyon.

MANÉGE.

Succursale du manége Duphot. — Leçons d'équitaon; chevaux de selle; promenades; cours.

VOYAGE DE PARIS A ENGHIEN.

Gare du Nord, place Roubaix. 21 trains par jour; trajet en 25 minutes.

Départ toutes les heures moins cinq minutes, jusqu'à minuit vingt minutes. — Trains supplémentaires les dimanches et fêtes.

Gare de l'Ouest, rue d'Amsterdam. 21 trains par jour; rajet en 40 minutes.

Départ toutes les heures cinq minutes. — Trains supplémentaires les dimanches et fêtes.

DÉPARTS D'ENGHIEN pour la gare du Nord : toutes les heures moins huit minutes, jusqu'à onze heures moins huit minutes du soir.

Pour la gare de l'Ouest (rue Saint-Lazare) : toutes les heures vingt-sept minutes, jusqu'à dix heures vingt-sept minutes du soir.

CHEMIN DE FER DE MONTMORENCY A ENGHIEN.

Départ toutes les heures. — Prix : **30** centimes.

OMNIBUS D'ENGHIEN

Pour Montmorency, Deuil, Saint-Brice, Saint-Gratien. — Prix : **30** centimes.

On trouve à Enghien des voitures de place, des voitures de remise, des chevaux de selle et des ânes.

Tarif relatif au traitement hydro-thérapique.

Une séance.	2 f.50 .	3 f.50
Douches fixes ou mobiles, en pluie, en poussière, en colonne.	2 »	2 75
Lotion.	1 ˜50	2 »
Bain de siége à eau courante. . .	1 50	2 »
Piscine.	1 »	» »
Friction au drap mouillé.	1 »	» »
Bain de siége à eau dormante. .	75	1 »
Bain de pieds chaud et froid. . .	75	» »
Sudation par l'alcool ou par l'enveloppement, suivie de piscine.	2 50	» »
Idem suivie de douches en cercles.	3 50	4 »
Bain de vapeur en étuve	4 50	» »
Bain russe avec immersion froide.	4 50	» »

PRIX DE L'EAU MINÉRALE SULFUREUSE D'ENGHIEN

EN BOISSON.

Abonnement pour un mois, **6** fr.; le verre, **10** c. ; la bouteille par emplissage, **45** c.; la demi-bouteille, **35** c.; le quart de bouteille, **25** c.

EN CAISSES

de 50 bouteilles	de 50 1/2 bouteilles	de 50 1/4 bouteilles
35 fr.	**30** fr.	**25** fr.

En sus de ces prix, **2** fr. pour caisse et emballage.

Envoyer un mandat sur la poste ou des timbres-poste.

Les bouteilles qui sortent du Grand Etablissement Thermal portent toutes sur l'étiquette la vignette et les cachets dont la reproduction se trouve à la fin.

DÉPOTS DES EAUX SULFUREUSES

D'ENGHIEN

—

A PARIS

22, boulevard Montmartre, Cie de Vichy

A ENGHIEN

AU GRAND ETABLISSEMENT THERMAL

EN PROVINCE

ET A L'ÉTRANGER

Dans toutes les succursales de la
Compagnie de VICHY

OUVRAGES

DU

Dr GILLEBERT-DHERCOURT.

Observations sur l'hydrothérapie, broch. in-8°. — Paris, 1845 ; J.-B. Baillière.

Origine et réalité de la méthode hydrothérapique.

Du traitement hydriatrique des affections scrofuleuses.

> Ces deux mémoires, présentés à l'Académie de médecine en 1848, ont été l'objet d'un rapport favorable dans la séance du 30 septembre 1851 (*Revue médicale* de Paris).

De l'hydrothérapie dans les maladies chirurgicales (extrait de la *Gazette médicale* de Paris, 1852).

Mémoire sur la sudation, 1852 (extrait de la *Gazette médicale* de Lyon).

Recherches pour servir à l'histoire de la sueur, 1853. Mémoire présenté à la Société de médecine de Paris, et publié par la *Revue médicale* de Paris et par la *Gazette médicale* de Lyon.

De l'hydrothérapie dans le traitement de la surexcitabilité nerveuse. Mémoire présenté à l'Académie impériale de médecine de Paris, qui adopta, dans la séance du 20 novembre 1855, les conclusions de la commis sion ainsi conçues : « Adresser des remerciements à M. le docteur Gillebert-Dhercourt; 2° renvoyer son

mémoire au comité de publication, comme un docu-
ment précieux pour la thérapeutique. » Ce travail est
honorablement cité par plusieurs auteurs, notamment par M. le docteur Bouchut, qui lui a emprunté
plusieurs observations et de nombreux passages, qu'
a inséré dans son *Traité du nervosisme.*

*Des effets physiologiques déterminés par l'application
extérieure de l'eau froide,* broch. in-8°, 1857.

L'article *Hydrothérapie* du Dictionnaire général des eaux
minérales et d'hydrologie médicale. « Nous avons eu
recours, disent les auteurs de ce dictionnaire, pour la
rédaction de l'article *Hydrothérapie* à l'expérience
très-autorisée de M. le docteur Gillebert-Dhercourt;
cet article donne, outre l'exposition raisonnée des pro-
cédés hydrothérapiques, une étude très-complète de
l'hydrothérapie, au point de vue physiologique et
pratique. »

Remarques sur les bains de vapeur térébenthinés (extrait
du *Bulletin de thérapeutique,* 1854).

Etudes sur le mode d'action des pessaires, in-8°, 1854.

*De la curabilité des luxations coxo-fémorales congéni-
tales.* Deux mémoires. B. in-8°, 1855.

*De l'immobilité prolongée et du redressement lent et gra
dué de l'incurvation vertébrale dans le traitement de la
maladie de Pott,* broch. in-8°, 1857.

De ces trois mémoires, le premier fut adressé à la
Société de médecine de Paris, et les deux autres
à la Société impériale de chirurgie, où ils ont été
l'objet de rapports favorables.

Etudes anthropologiques sur 76 indigènes de l'Afrique française. — Ce mémoire a obtenu le prix Godard à la Société d'anthropologie en 1865.

De l'utilité des observations météorologiques en médecine.

Plan d'études simultanées de nosologie et de météorologie ayant pour but de rechercher le rôle des agents cosmiques dans la production des maladies chez l'homme et chez les animaux, adressé à M. le ministre de l'agriculture, du commerce et des travaux publics.

Recherches sur la présence du sel marin dans l'atmosphère maritime, — Mémoire lu à l'Académie impériale de médecine de Paris.

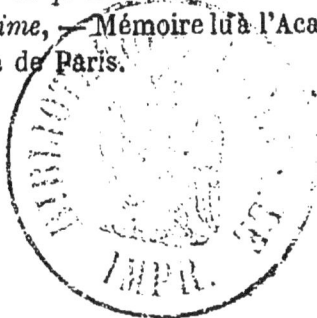

Imprimé par Charles Noblet, rue Soufflot, 18.

MODÈLE DE L'ÉTIQUETTE

apposée sur les bouteilles sortant du grand établissement thermal.

Eau Sulfureuse de ENGHIEN-LES-BAINS	GRAND ÉTABLISSEMENT THERMAL D'ENGHIEN	Eau Sulfureuse de ENGHIEN-LES-BAINS
CACHET obligatoire SUR CHAQUE ÉTIQUETTE	(Chaque bouteille doit être revêtue du cachet ci-contre et scellée de la capsule qui en assurent l'authenticité.)	MODÈLE de la capsule SCELLANT LA BOUTEILLE
ADMINISTRATION à Enghien-les-Bains (SEINE-ET-OISE) Pastilles Sulfureuses de l'Établissement thermal D'ENGHIEN		ADMINISTRATION à Enghien-les-Bains (SEINE-ET-OISE) Chem. de fer du Nord Vingt minutes DE PARIS

SOURCE DU ROI LOUIS XVIII.

183

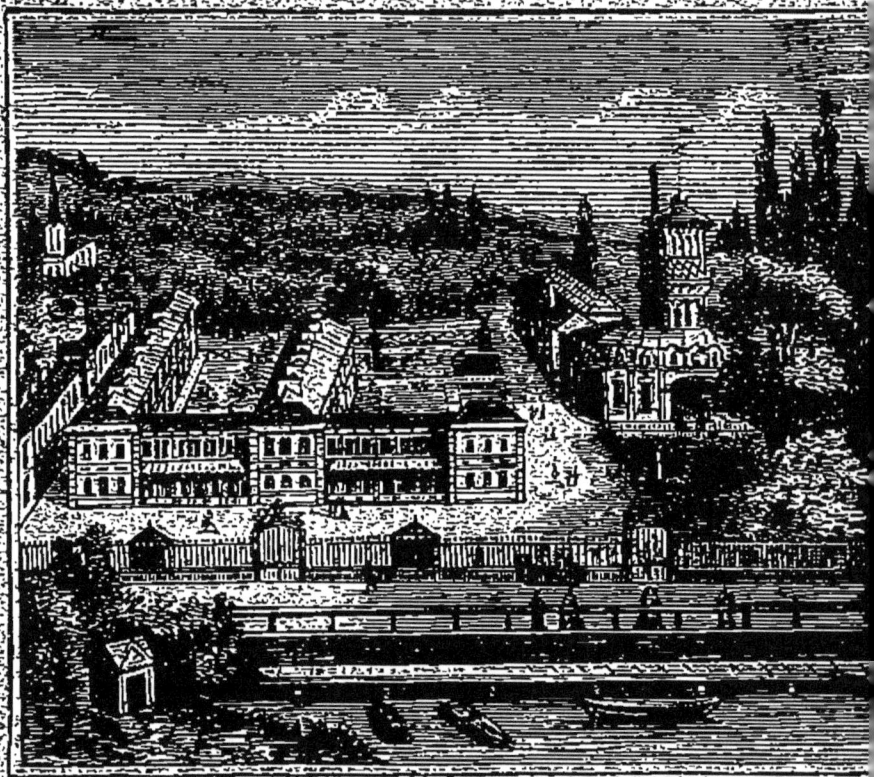

483

www.ingramcontent.com/pod-product-compliance
Lightning Source LLC
Chambersburg PA
CBHW070906210326
41521CB00010B/2074